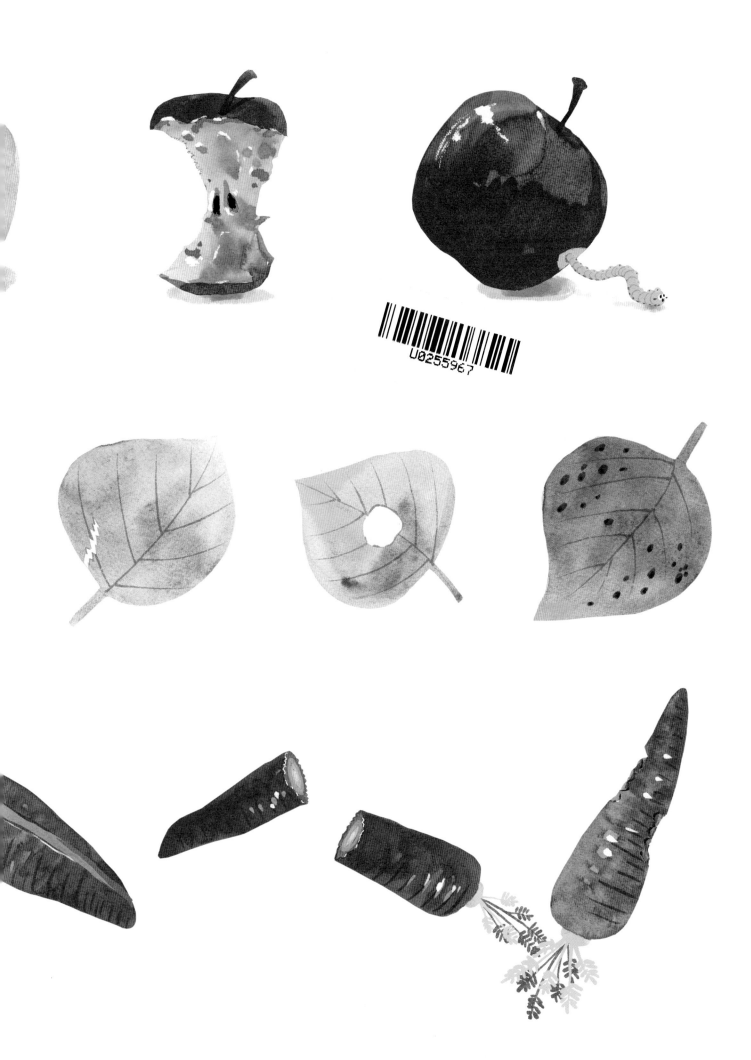

图书在版编目（CIP）数据

牙齿，牙齿，稀奇古怪！/ 李珊著 ；吴旻真绘.
北京 ：北京出版社，2024. 8. --（身体大发现系列）.
-- ISBN 978-7-200-18910-0

Ⅰ.R322.4-49

中国国家版本馆CIP数据核字第2024L4L205号

身体大发现系列

牙齿，牙齿，稀奇古怪！
YACHI，YACHI，XIQI-GUGUAI！

李 珊 著

吴旻真 绘

策　　划　张文川
责任编辑　张文川
责任印制　刘文豪
装帧设计　刘 朋
营销推广　郑 龙　安天训　王 岩　郭 慧
　　　　　胡 俊　马婷婷　孙一博

出　　版：北京出版集团
　　　　　北 京 出 版 社
地　　址：北京北三环中路6号
邮　　编：100120
网　　址：www.bph.com.cn
总 发 行：北京出版集团
经　　销：新华书店
印　　刷：北京博海升彩色印刷有限公司
版 印 次：2024年8月第1版　2024年8月第1次印刷
成品尺寸：215毫米×280毫米
印　　张：2.75
字　　数：34千字
书　　号：ISBN 978-7-200-18910-0
定　　价：49.80元

如有印装质量问题，由本社负责调换
质量监督电话：010-58572393
责任编辑电话：010-58572346
团 购 热 线：17701385675
　　　　　　　18610320208

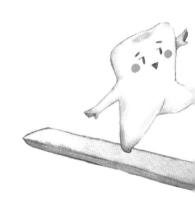

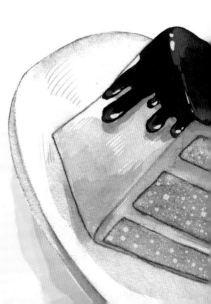

身体大发现系列

创作手记

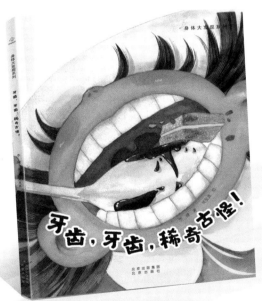

牙齿，牙齿，稀奇古怪！

北京出版集团
北京出版社

牙齿，牙齿，稀奇古怪！
创作手记

◉ 作者 李 珊

　　我为什么要写牙齿这本书呢？其实除了编辑老师的约稿之外，还有其他一些原因。

　　小时候因为爱吃糖，我给自己"挖"了很多蛀牙。结果是惨痛的，我经常被牙痛折磨得满地打滚，哭天喊地。最后不得不被妈妈拉去补牙，补牙对于孩提时的我来说简直是噩梦般的存在。那难闻的药水，那冰冷的钻头在牙齿上发出"刺啦刺啦"的声音，还有因自己有蛀牙而怕被别人嘲笑的自卑感，都是被刻入心底的黑色记忆。

　　介于自己在牙齿管理上的重大失误，我痛定思痛，暗暗下了决心：以后一定要让我的孩子有一口好牙。可谁知我家大女儿萱萱天生反骨，从小就对刷牙有着莫名的抵触，坚决不能让除食物以外的任何东西进入嘴巴。我们全家经常陷入刷牙与不刷牙的拉锯战中，痛苦不堪。于是在某个疲惫的晚上，我决定在刷牙这件事上不再和萱萱纠缠，与其互相折磨，不如顺其自然。结果不出所料，萱萱得到了一口烂牙。这时候的我又陷入了深深的焦虑和自责当中。我是不是一个不负责任的妈妈？我是不是应该坚持每天给她刷牙？

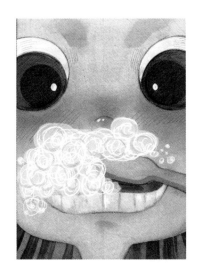

　　带着这些困惑，我开始带娃补牙。在这个过程中我发现，原来牙齿坏了的孩子这么多啊，原来很多妈妈都像我一样为了孩子的牙齿而焦虑。这种来自妈妈们之间的感同身受，让我有了下面设计了有趣的《如何快速惹恼一颗牙》实用手册和《如何让牙齿变开心》说明手册，来帮助孩子们正确认识保护牙齿的重要性之外，还把牙齿们设计得像孩子一样可可爱爱。妈妈在和孩子一起读这本书的时候可以说："哎呀，牙齿像你一样可爱啊！所以，一定要保护好它们呀！"

不过，这又不仅仅是一本劝孩子们刷牙的书，它还包含了关于牙齿的各种边边角角、奇奇怪怪，你想得到的、想不到的有趣的牙齿冷知识。比如，蜗牛居然有2万多颗牙齿、茯苓牙膏居然是苏东坡发明的……另外，还有古今中外的掉牙风俗和护齿方式，让孩子们在欢笑中长知识，开阔眼界。

最后，愿所有的孩子们都能从这本书里找到快乐和满足，找到刷牙的理由！

也愿所有的家长们都能在孩子成长的道路上远离焦虑，平和、自在、喜乐。

对了，忘了告诉你们，在我创作了这本牙齿故事书后，我家萱萱已经不知不觉地爱上刷牙了！

◉ 绘者　吴旻真

作为一个有着7个"补丁"的"常蛀患者"，在看到文本故事标题的时候，我就深有体会。一句句读下来，果然最吸引我的是各式各样的牙齿们，它们有着独特的形状和颜色，甚至有自己的性格和故事。不仅仅人类牙齿出乎意料地复杂，动物们的牙齿更是令人大开眼界。比如拇指大的一只小蜗牛，居然有2万多颗牙齿！而独角鲸的牙齿既是角也是武器！类似这些感叹，在我绘制插图的过程中成为常态，故事实在是太有趣了！我一边搜索着权威文字资料，一边对照图片，希望在符合实际、保留特点的情况下，通过艺术的加工和表达与读者分享视觉信息。当然，其科学和准确性并不会在可爱夸张的形象设计中减弱。

绘图创作中，既有真实的牙齿解剖结构图，又有不同空间同处一张画面的场景（如夜晚的美国和白天的蒙古）。蒙古的草原成为主人公妮娜睡觉时盖的大被子，小树林和野果是被子上的图案。这种处理方式便于统一画面的色调，连接两个处于

编辑手记

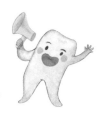

终于到了这个环节，可以梳理和回顾整个绘本的创作过程了。如果用一句话来总结：开始很忐忑，过程很艰辛，成品我们是满意的。至少，我们尽力了，剩下的就交给市场，交给孩子们去检验吧。

从最初一个小小想法的萌芽到确定出版，我们经历了漫长且严谨的市场调研和选题论证阶段，原创图书真心不易。我一直坚信这是一个很好的选题，可以以绘本这样轻松活泼的方式让孩子们更好地了解我们的身体，了解我们的牙齿，从而意识到保护它的重要性。但是，我们真的能够按照设想顺利做出令孩子们喜爱又受益的牙齿科普绘本吗？反复阅读着安娜·鲁斯曼《牙齿大街的新鲜事》，问自己为什么它那么受孩子喜欢，我们应该怎样将趣味性、故事性、科普性、实用性相结合，并把创意融入故事形成闭环落地变为现实。其实最开始我不确定是否能够完成好。只能尽力去做，把所有的故事设想和细节尽力落实。

反复打磨文稿，出绘图意见，并期待着脑海中的画面能够一一实现。当我看到第一稿绘图的时候，第一感觉是，这不是我们想要的绘图风格和画面叙事方式，我们应该能够以更好的方式去呈现这个故事，图画作者吴老师一遍遍的尝试、调整，终于找到了感觉！感觉对了，趁着这股热乎劲赶紧把故事中的小主人公创作出来。调整细节、加创意，让整个故事更加完善。非常有幸，我遇到了用心且愿意为此付出更多精力的两位作者老师。在创作过程中，编创团队3人经历了无数次的设想、讨论、沟通、打磨，一点点小细节都不放过，从故事框架、绘图呈现、画面的布局设计、封面的信息表达和传递到环衬页的设计等，我们一一去设想，再将设想落地成为实际的画面，打磨直至满意。这个过程确实是艰辛的，但当我们的设想逐渐明晰，并且在努力之后变得更为完善时，那种充实感油然而生，一切都值得了！

在这里，也非常感谢我们的美编老师朋姐，配合我一遍遍地调整和修改，最终呈现了这部绘本作品。《牙齿，牙齿，稀奇古怪!》故事采用简单有趣且有韵律的语言和形象生动的绘图，通过一位名叫妮娜的小主人公和牙齿精灵的娓娓道来，为孩子生动讲述了有关于人类牙齿以及自然界中动物牙齿的科普知识，让孩子轻松了解到人类牙齿的数量、分类、构造以及它们是如何工作的等。并且通过阅读，让孩子意识到保护牙齿的重要性以及了解到文化差异下国内外不同的稀奇古怪的护齿方式，领略自然界中各种动物牙齿的神奇和异同，从而激发孩子对于科普知识的兴趣，让孩子在获取科普知识的同时，激发他们对于身边的事物和对于大自然的热爱和好奇。就像我喜欢的一位童书作家史蒂夫·詹金斯说的那样："孩子天生就可以欣赏大自然的神奇，不用人教。他们只是需要一种方法，把脑袋里零散的知识串联起来，形成一幅关于世界的有逻辑的图画。科学，就为他们提供了优雅而美好的方法。"

希望，这本牙齿科普绘本能够得到小读者们的喜欢，为孩子们的日常生活提供真正有益的帮助。希望，这本书能够得到家长朋友们的认可，让家长们在育儿的道路上能够少些焦虑和烦恼。可能内容上还有很多不足，可能我们的创作还很稚嫩，但无论如何，我们热爱孩子和热爱原创童书的心是真挚的，希望它能够被放在孩子的书架上久一点，如果能够被孩子们一遍遍阅读，那将是我们最大的荣幸。

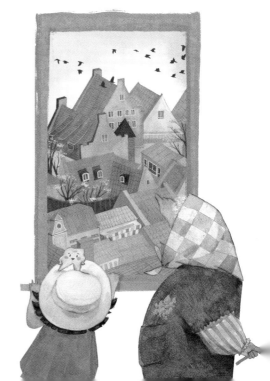

的思考。

作为一个妈妈，作为一个儿童故事创作者，我除了祝愿每个孩子都能拥有一口闪亮亮的牙齿，还能做些什么吗？对呀，写一本有趣又实用的牙齿故事书啊！

所以，"让所有孩子能被有趣的牙齿故事深深吸引，爱上刷牙并保护好牙齿，让妈妈们远离牙齿焦虑"是我创作这本书的初心，也是最大的动力。有了这样一份初心，接下来就是如何把这本书写好了。

作为儿童科普绘本，既要有科普性，又要让孩子们觉得有趣、好玩，还要隐藏一份家长们能够摆事实讲道理的实用"小心思"，写起来真的不简单！

通常在写故事之前，我会查找关于这个主题的笑话，因为有趣的儿童科普绘本需要具备孩子气的幽默感很重要，而这种幽默感对于我来说很多时候是要"找"才有的。换句话说，我得先把自己逗乐了才能把别人逗乐。于是，我找了很多关于牙齿的冷笑话。比如，"小鸡天天吃糖为什么从来没有蛀牙？答案是因为它没有牙齿"。我觉得这个就挺好玩的，老想找机会插到书里面，结果想来想去还是没地方插，只好作罢了。虽然冷笑话到最后都没用上，但是却奠定了整本书欢乐、有趣、热热闹闹的风格。

除了有趣之外，韵律感也是孩子们喜欢的，这是刻在孩子基因里的东西。有韵律的故事和歌谣会让孩子们像着了魔一样不厌其烦，一遍遍地读，一遍遍地说，所以这本书里也加入了大量的韵律。比如，"有的牙齿瘦瘦小小、稀稀松松。有的牙齿整整齐齐，像珍珠一样光彩熠熠""有的牙齿看起来很委屈，别别扭扭地挤在一起。有的牙齿金光闪闪，有的牙齿冒着傻气"。创作的时候，我经常把这些段落念给我的孩子们听，她们听后常常笑得上气不接下气，还一边说一边表演各种牙齿的样子，现在再想起来真是有意思呢！

当然啦，这本书暗藏的功能性，也是本书的设计亮点。除了

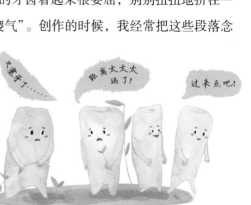

完全不同时间地点的事件。

我采用了水彩和板绘相结合的绘画技法，先用水彩大面积铺色，利用矿物质颜料的沉淀和对水量的把控，形成独一无二不可复制的肌理，扫描后再用板绘进行细节的添加和调整。这种技法既保留了水彩画法的柔美和灵动，又增加了板绘的精细度和丰富性。

为了更好地吸引小朋友们的注意力，也更贴近日常生活，我采用温馨、活泼的绘画风格。色彩选择上，多以黄色、橙色等明亮色调为主，搭配温暖的黄绿色和粉色，营造多彩丰富、阳光温暖的氛围。但是在牙齿发怒了那一页，为表现出牙齿疼痛、不舒适的样子，使用红绿对比体现蛀牙可怕的坑洞和牙龈发炎红肿的疼痛感。

另外，为了使故事情节得以流畅地呈现，我在前一页和后一页的画面布局与色调上都经过了反复思考。毕竟"翻页"是纸质绘本连贯性的最明显的一个动作。同时，我还通过插入气泡对话框、突出拟声词等方式，帮助小朋友们更好地理解文本中词语的表达，加深保护牙齿的重要性。一些暗线和承上启下的小巧思也是我在绘制中热衷做的事，比如玩具熊的陪伴，环衬页的牙印，前文出现的一袋橘子，等等，你能找到它们吗？

在绘制过程中，我了解了很多牙齿的小秘密、世界各国护齿的不同方式、不同生物的生活习性，和作者老师、编辑老师数次探讨，不断进行修改和完善，这个过程也令我非常开心，期望最终能够呈现一本生动有趣，真正有助于小朋友生活的科普绘本。

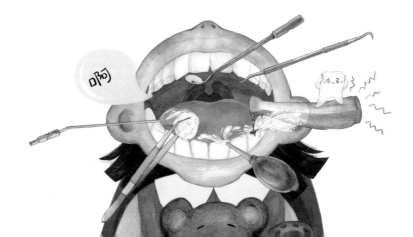

京版若晴

扫一扫
关注京版若晴微信
获取更多京版若晴童书信息

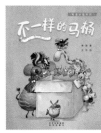
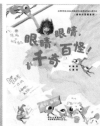
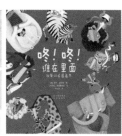
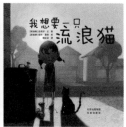

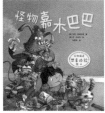
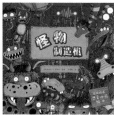
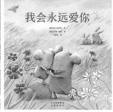
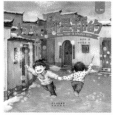

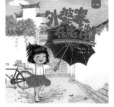
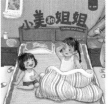
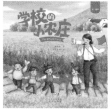
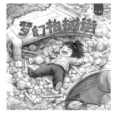

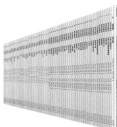
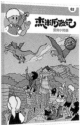
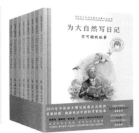
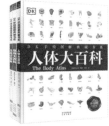

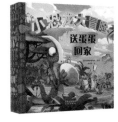
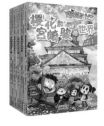
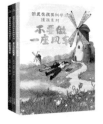
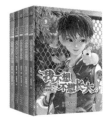

牙齿，牙齿，稀奇古怪！

李 珊 著　　吴旻真 绘

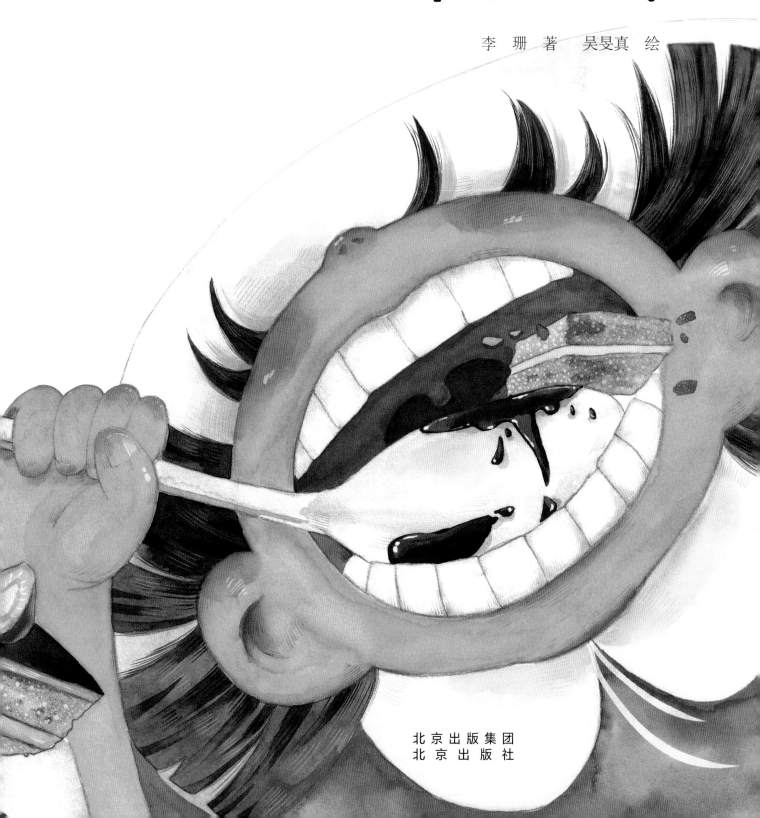

北京出版集团
北京出版社

啊——

张开嘴巴看一看，到底有多少颗牙齿呢？

这可是个耐心细致的活儿，我们得好好数清楚。

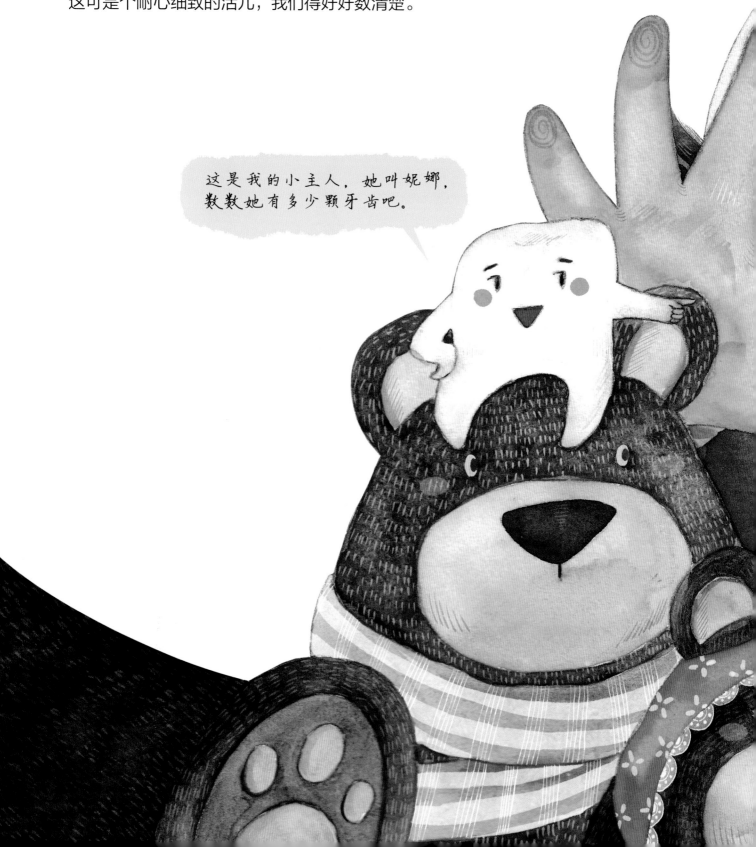

这是我的小主人，她叫妮娜，
数数她有多少颗牙齿吧。

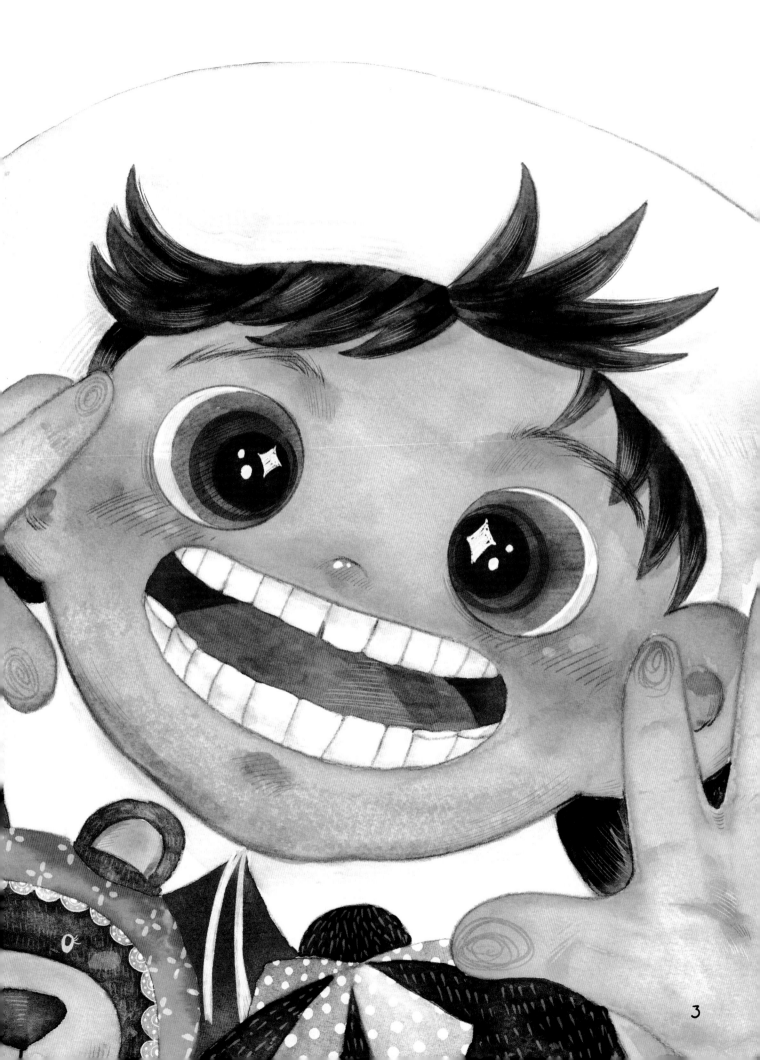

不到 1 岁的宝宝肉嘟嘟，两颗小小的乳牙真可爱！ 5 岁的小表弟牙齿整整有 20 颗！ 22 岁的大表姐有 28 颗牙。哦，错了错了！没见她愁眉又苦脸，是她的智齿在捣乱！她的智齿有 1 颗，加起来就是 29 颗！

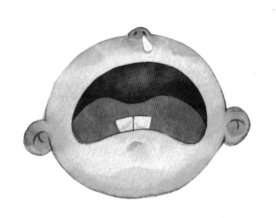
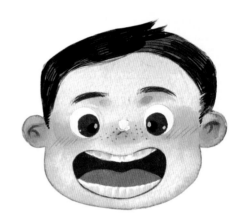

我们是智齿，也就是第 29~32 颗牙齿。每个人长智齿的数量不同，最多可以长 4 颗。还有的人一颗都没有！

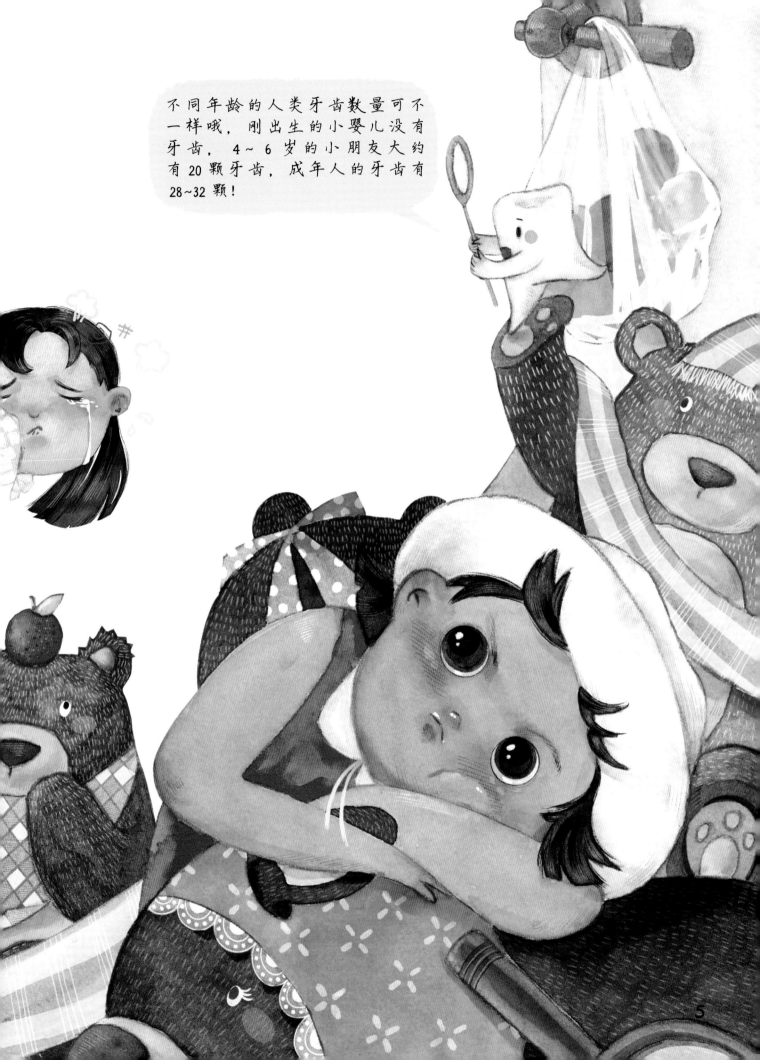

不同年龄的人类牙齿数量可不一样哦，刚出生的小婴儿没有牙齿，4～6岁的小朋友大约有20颗牙齿，成年人的牙齿有28～32颗！

5

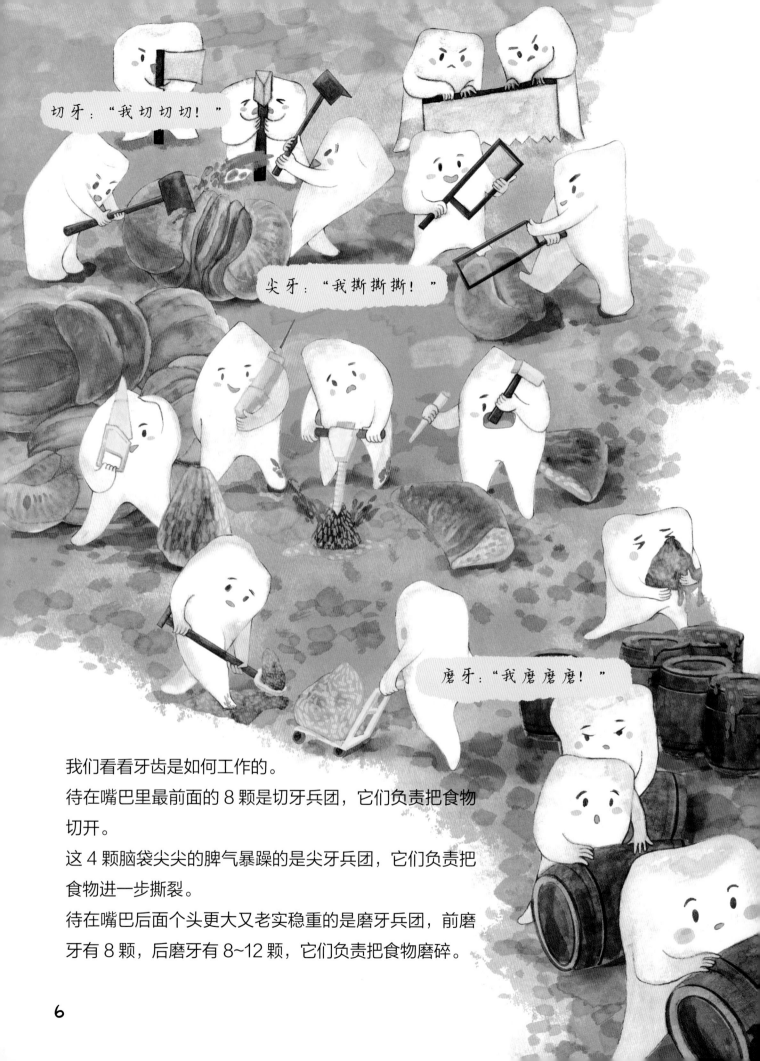

切牙："我切切切！"

尖牙："我撕撕撕！"

磨牙："我磨磨磨！"

我们看看牙齿是如何工作的。

待在嘴巴里最前面的 8 颗是切牙兵团，它们负责把食物切开。

这 4 颗脑袋尖尖的脾气暴躁的是尖牙兵团，它们负责把食物进一步撕裂。

待在嘴巴后面个头更大又老实稳重的是磨牙兵团，前磨牙有 8 颗，后磨牙有 8~12 颗，它们负责把食物磨碎。

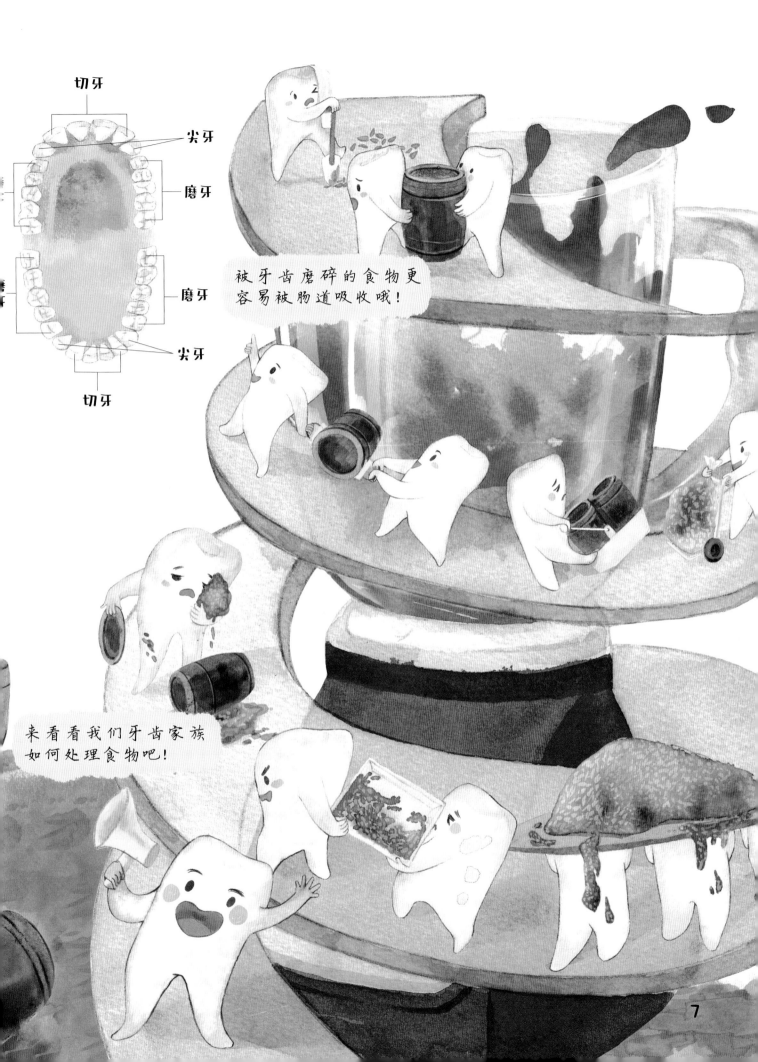

切牙

尖牙

磨牙

磨牙

尖牙

切牙

被牙齿磨碎的食物更容易被肠道吸收哦！

来看看我们牙齿家族如何处理食物吧！

7

人类的牙齿乍一看差不多，仔细看却又有大不同！

有的牙齿瘦瘦小小、稀稀松松。

有的牙齿整整齐齐，像珍珠一样光彩熠熠。

有的牙齿看起来很委屈，别别扭扭地挤在一起。

有的牙齿金光闪闪，有的牙齿冒着傻气。

有的牙齿足足有两排，旧的不愿走，新的又急吼吼地冒出头。

这是因为吃得太精细，要多嚼嚼硬硬的东西。

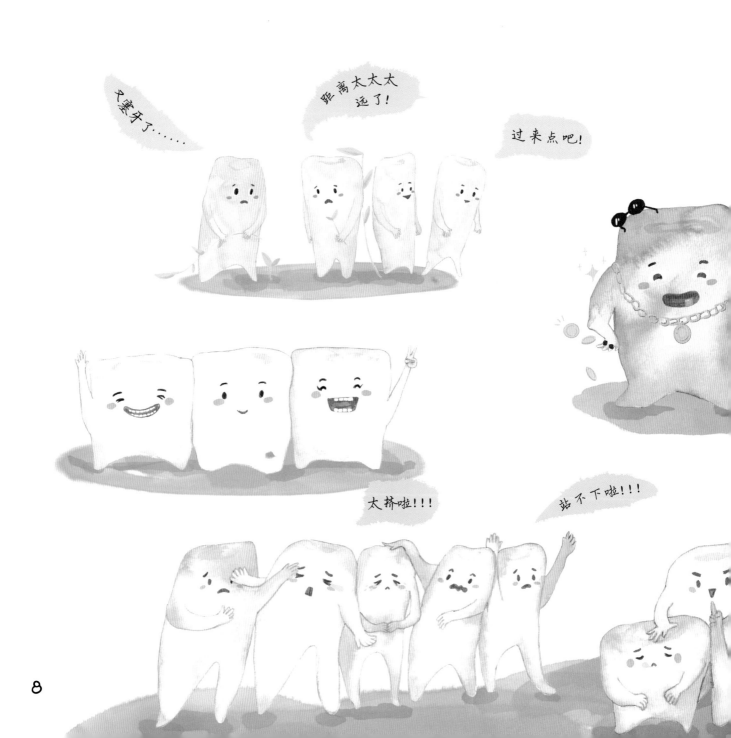

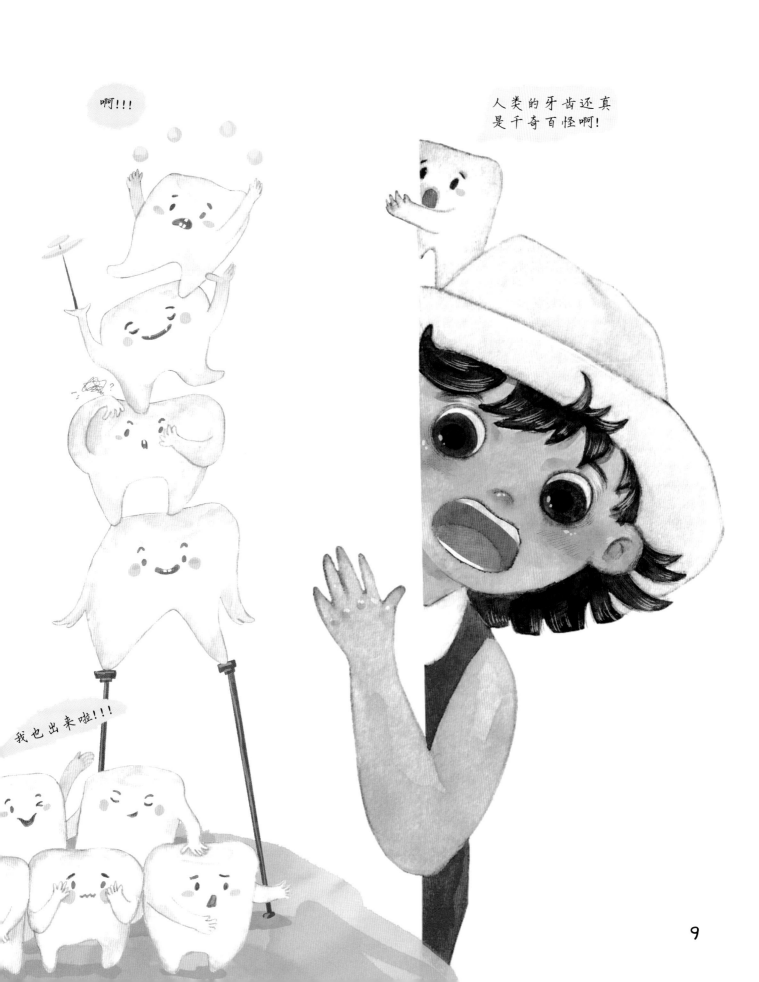

9

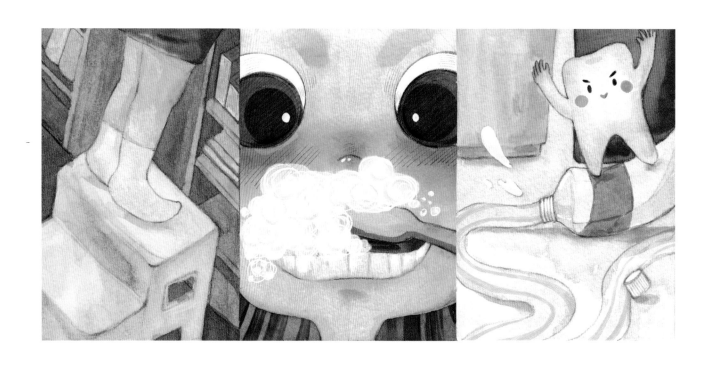

哎呀，谁的门牙笑掉啦！

当你长到 6 岁或 7 岁，也许更早，也许更晚，小小的门牙就会摇摇欲坠。

轻轻一碰，哎呀，掉啦掉啦！

不用担心，不用害怕，不用嘟嘟囔囔找妈妈。

因为每个健康的小孩儿都是这样，哪个都不会例外呀！

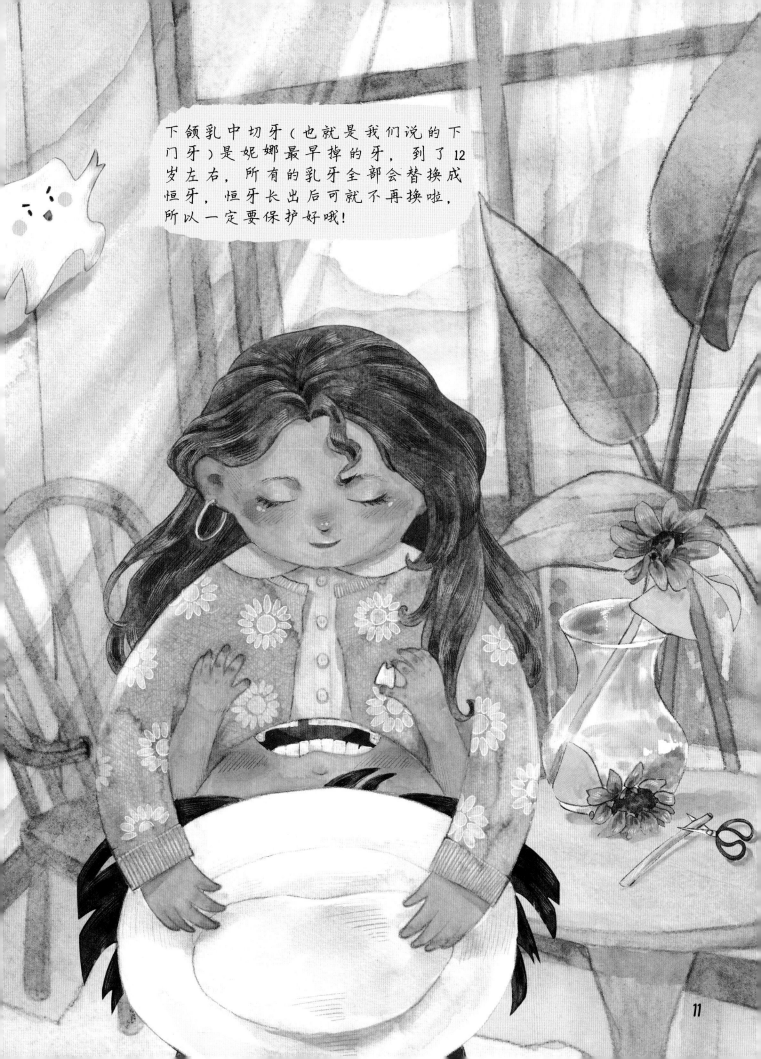

下颌乳中切牙（也就是我们说的下门牙）是妮娜最早掉的牙，到了12岁左右，所有的乳牙全部会替换成恒牙，恒牙长出后可就不再换啦，所以一定要保护好哦！

如果你真的掉了牙，邻居家的老奶奶也许会悄悄告诉你："上排的牙要藏到床底，下排的牙要扔到屋顶，这样长出来的牙才整整齐齐！"

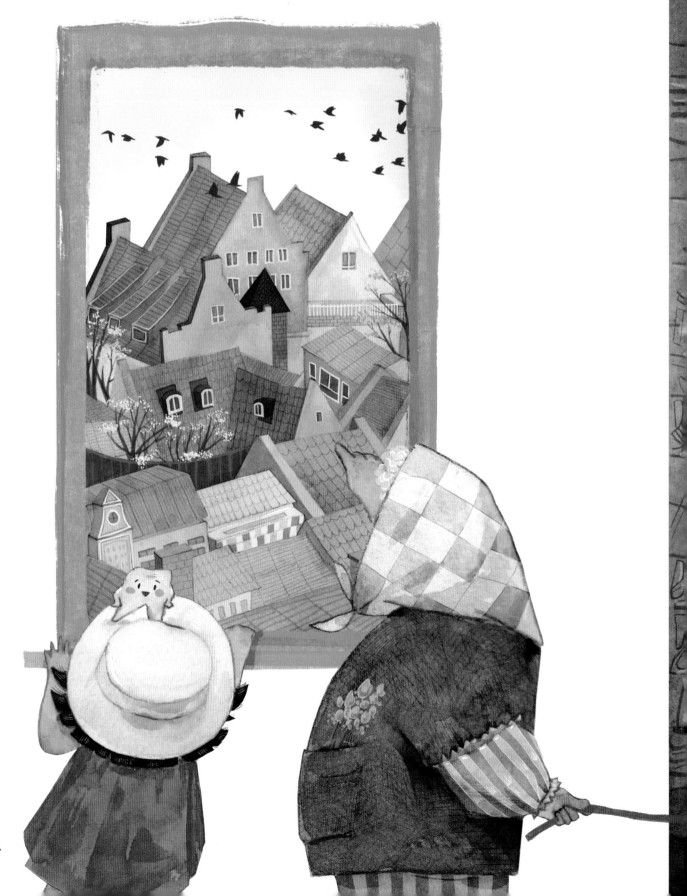

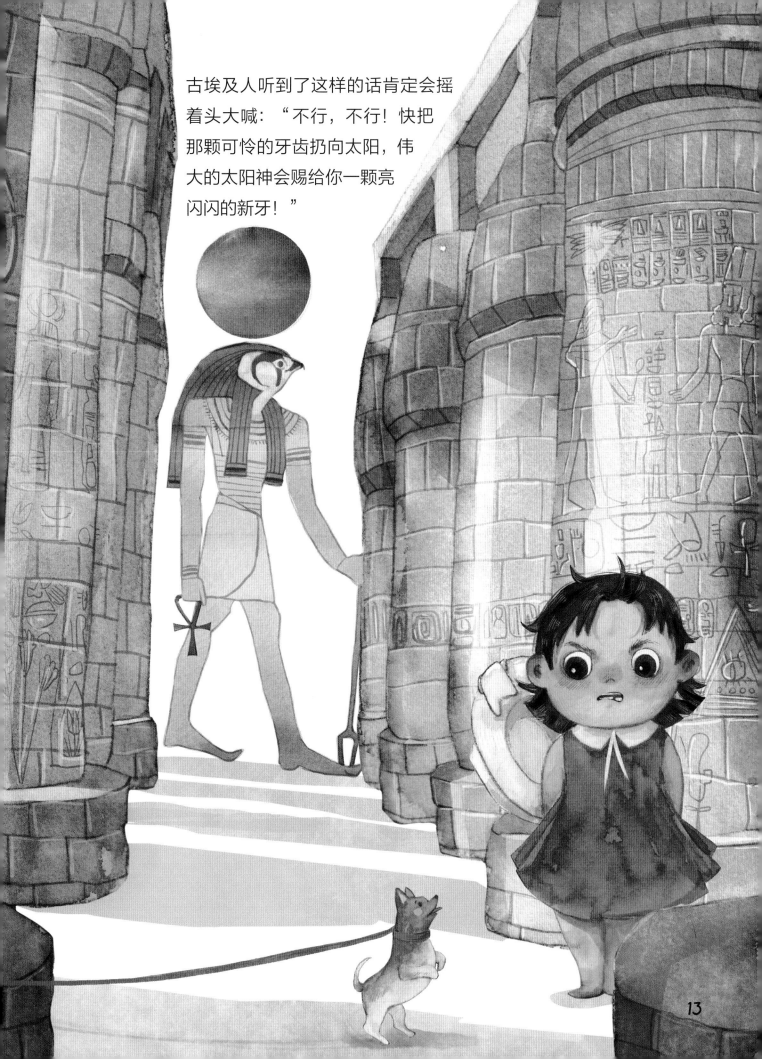

古埃及人听到了这样的话肯定会摇着头大喊："不行，不行！快把那颗可怜的牙齿扔向太阳，伟大的太阳神会赐给你一颗亮闪闪的新牙！"

如果你出生在美国，那么就要把牙藏到枕头底下。当你睡在温暖的床上，沉沉地进入梦乡时，会有一位美丽大方的牙仙子带走这颗幸运的牙，并且把礼物留下。

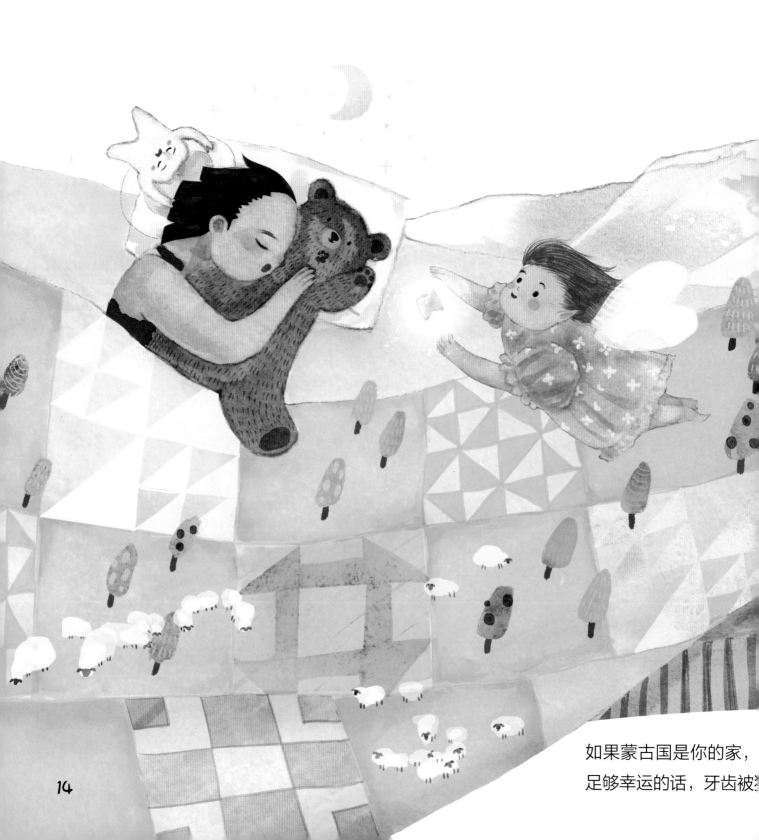

如果蒙古国是你的家，

足够幸运的话，牙齿被

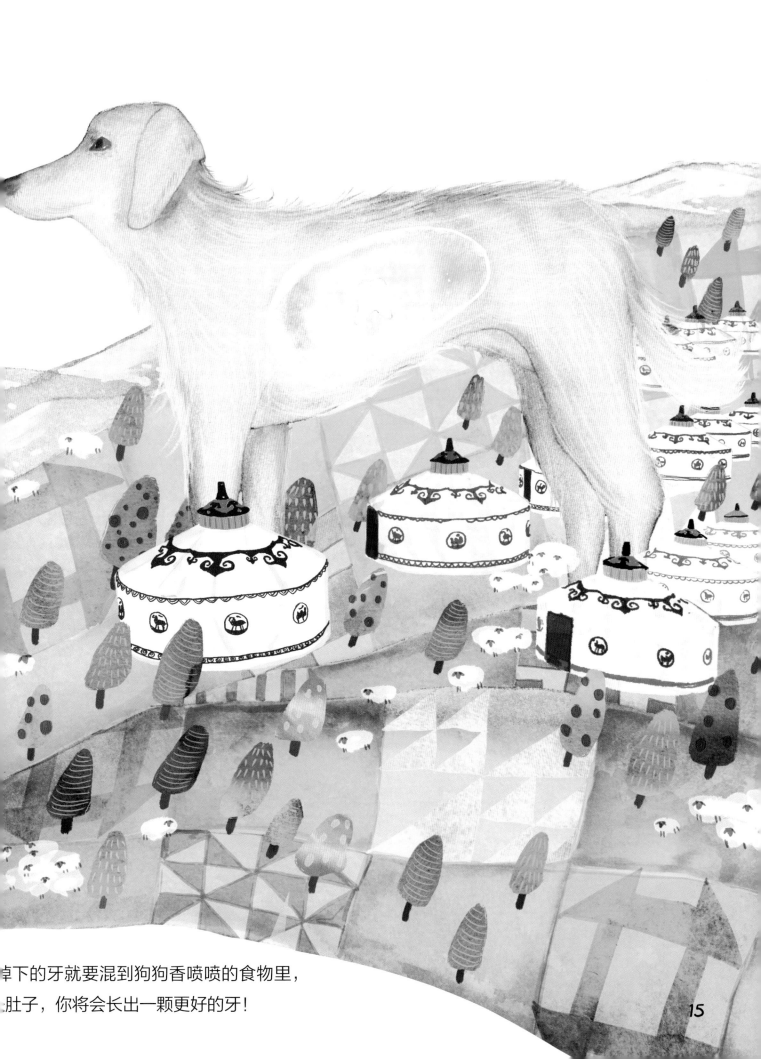

卓下的牙就要混到狗狗香喷喷的食物里，

肚子，你将会长出一颗更好的牙！

15

当然，这些都是有趣的传说。虽然你还是缺了颗牙，不过不用担心，不用害怕，其实小小的恒牙已经在牙槽骨里悄悄长大。

直到有一天你会发现，一颗更大更强壮的牙齿终于出现啦！瞧！这是一颗多么好的牙！

快来看看它的结构吧！

如果你有透视眼，那么就能看到牙齿的里面。

最外面的部分硬邦邦，它的名字叫牙釉质。中间部分的夹心你希望是草莓酱还是苹果酱？当然，它最喜欢被叫作牙本质。最里面的部分虽然不会砰砰响，可它是牙齿的"心脏"，牙髓和牙神经都是它的名字。

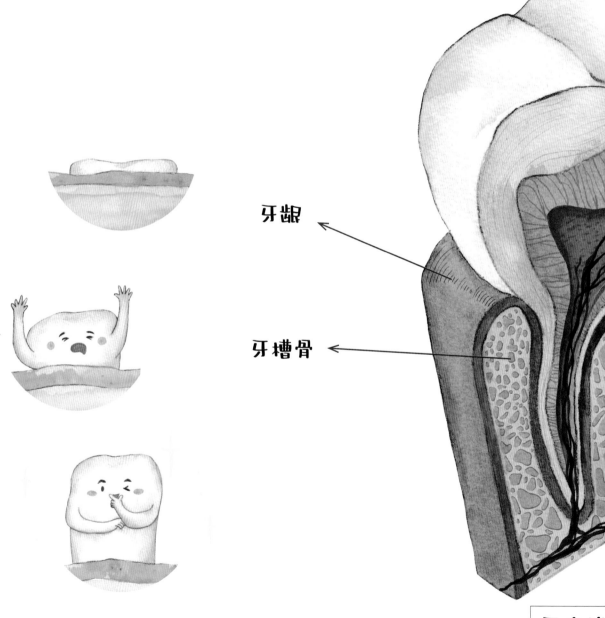

牙龈

牙槽骨

牙齿结

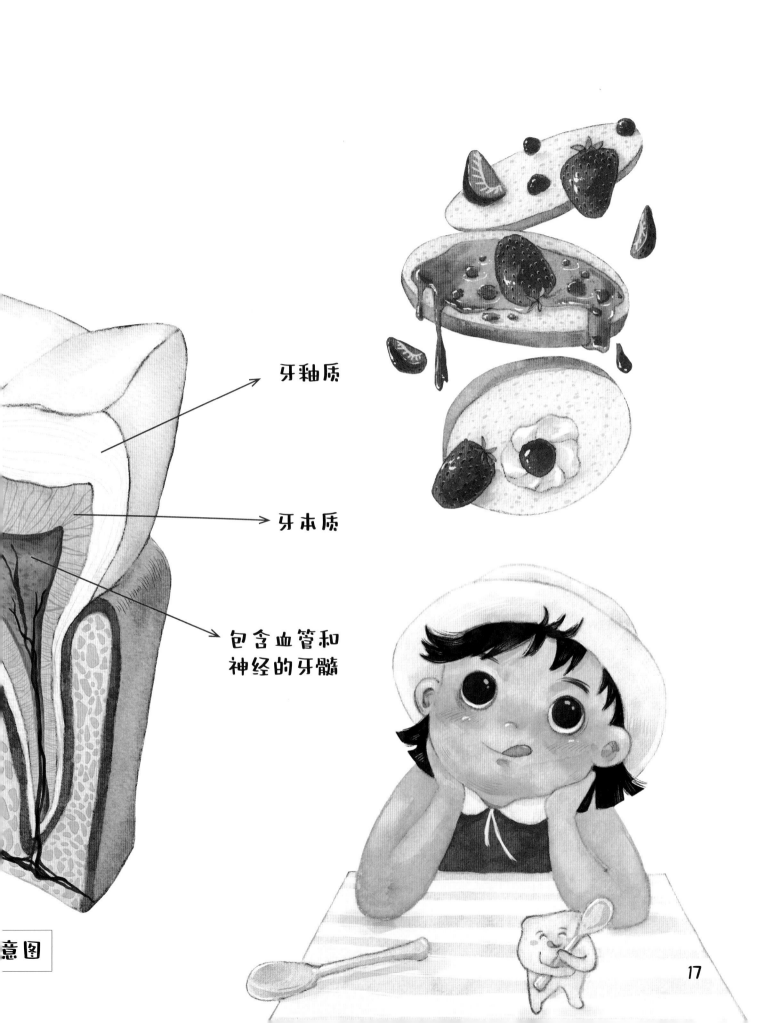

牙釉质

牙本质

包含血管和
神经的牙髓

意图

你要知道，牙齿看起来白净又坚硬，其实它的脾气可不好，如果你不小心惹恼了它，它绝对不会让你好过！你想试试？这里有一页《如何快速惹恼一颗牙》实用手册，兴许对你有用。

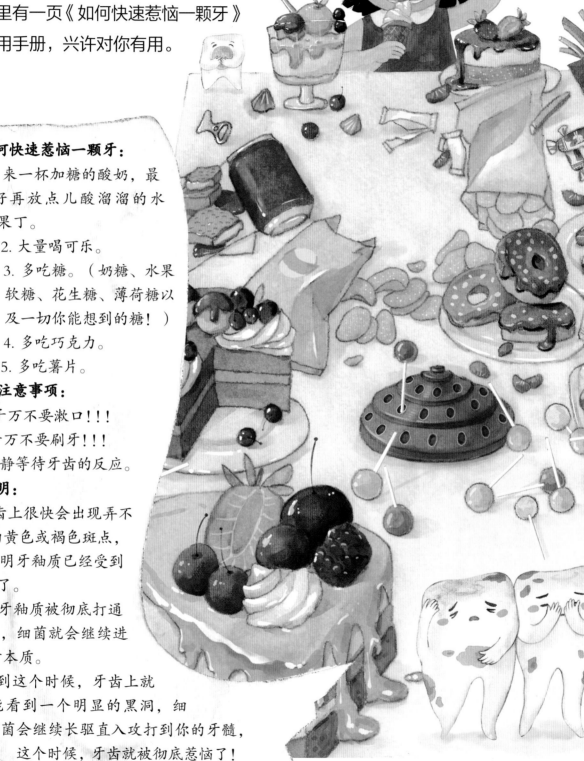

如何快速惹恼一颗牙：

1. 来一杯加糖的酸奶，最好再放点儿酸溜溜的水果丁。
2. 大量喝可乐。
3. 多吃糖。（奶糖、水果软糖、花生糖、薄荷糖以及一切你能想到的糖！）
4. 多吃巧克力。
5. 多吃薯片。

注意事项：

千万不要漱口！！！
千万不要刷牙！！！
静静等待牙齿的反应。

说明：

牙齿上很快会出现弄不掉的黄色或褐色斑点，这表明牙釉质已经受到损伤了。
如果牙釉质被彻底打通的话，细菌就会继续进攻牙本质。
等到这个时候，牙齿上就能看到一个明显的黑洞，细菌会继续长驱直入攻打到你的牙髓，这个时候，牙齿就被彻底惹恼了！

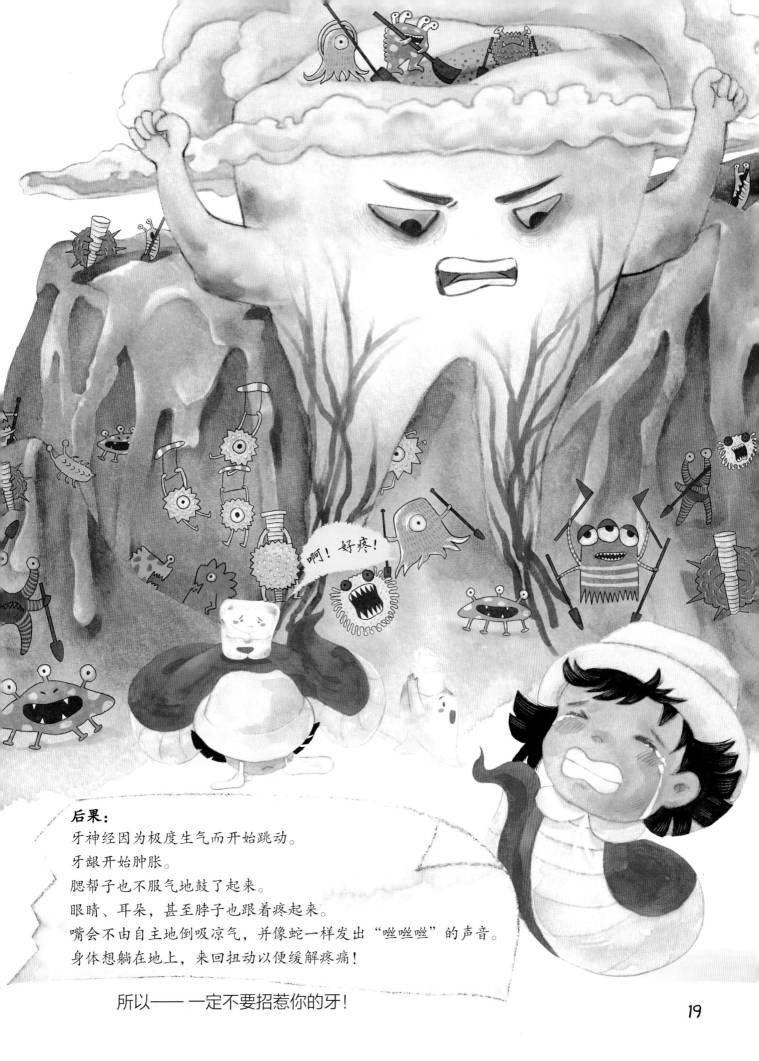

后果：

牙神经因为极度生气而开始跳动。

牙龈开始肿胀。

腮帮子也不服气地鼓了起来。

眼睛、耳朵，甚至脖子也跟着疼起来。

嘴会不由自主地倒吸凉气，并像蛇一样发出"咝咝咝"的声音。

身体想躺在地上，来回扭动以便缓解疼痛！

所以—— 一定不要招惹你的牙！

如果你真的不幸惹恼了它，最重要的一件事是——
赶快去看牙医！
牙医会让你躺在冰凉的牙科专用躺椅上，然后让你张大
嘴巴，说："啊——"

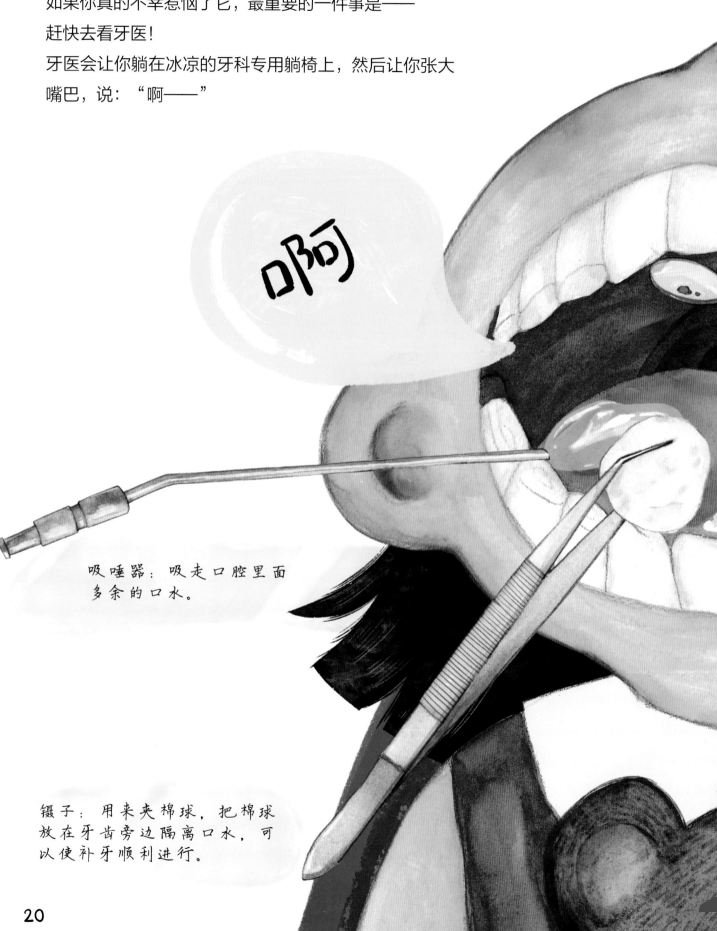

吸唾器：吸走口腔里面
多余的口水。

镊子：用来夹棉球，把棉球
放在牙齿旁边隔离口水，可
以使补牙顺利进行。

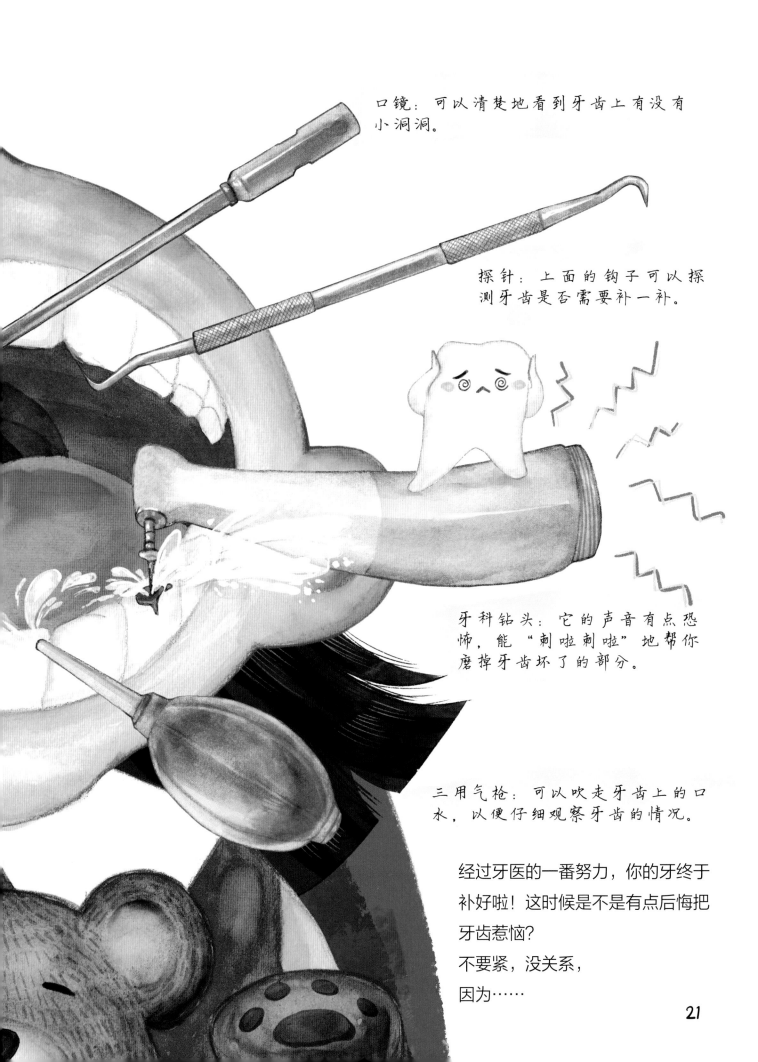

口镜：可以清楚地看到牙齿上有没有小洞洞。

探针：上面的钩子可以探测牙齿是否需要补一补。

牙科钻头：它的声音有点恐怖，能"刺啦刺啦"地帮你磨掉牙齿坏了的部分。

三用气枪：可以吹走牙齿上的口水，以便仔细观察牙齿的情况。

经过牙医的一番努力，你的牙终于补好啦！这时候是不是有点后悔把牙齿惹恼？
不要紧，没关系，
因为……

21

这里还有一页《怎么让牙齿变开心》说明手册。
想要牙齿变开心，需要小心呵护它。

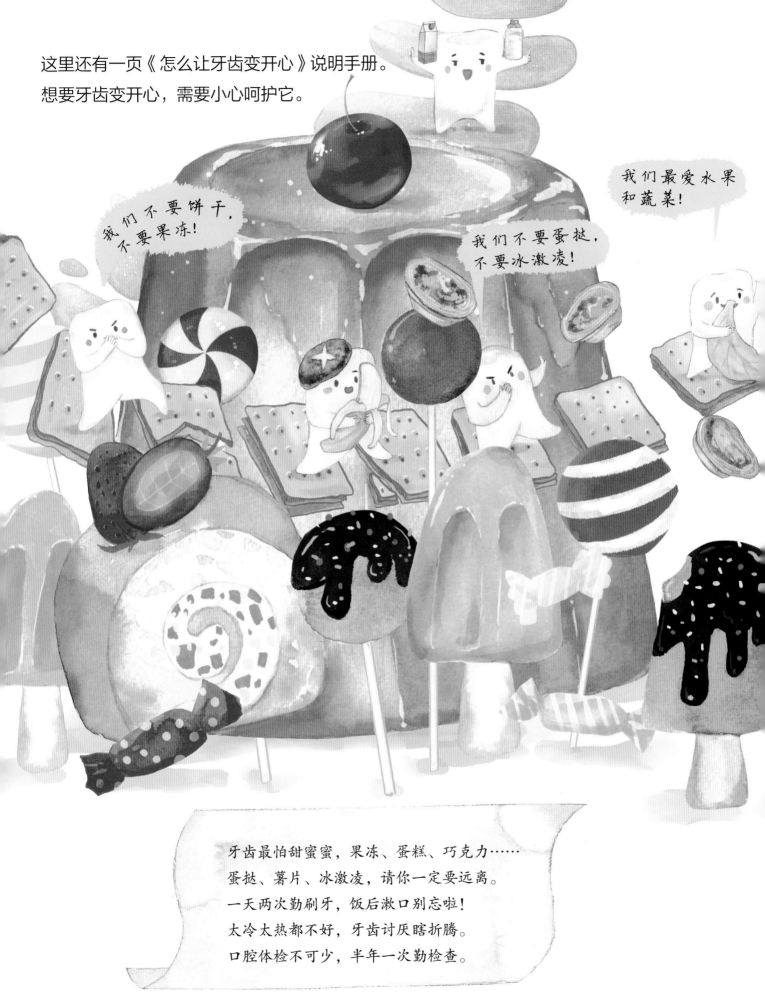

牙齿最怕甜蜜蜜，果冻、蛋糕、巧克力……
蛋挞、薯片、冰激凌，请你一定要远离。
一天两次勤刷牙，饭后漱口别忘啦！
太冷太热都不好，牙齿讨厌瞎折腾。
口腔体检不可少，半年一次勤检查。

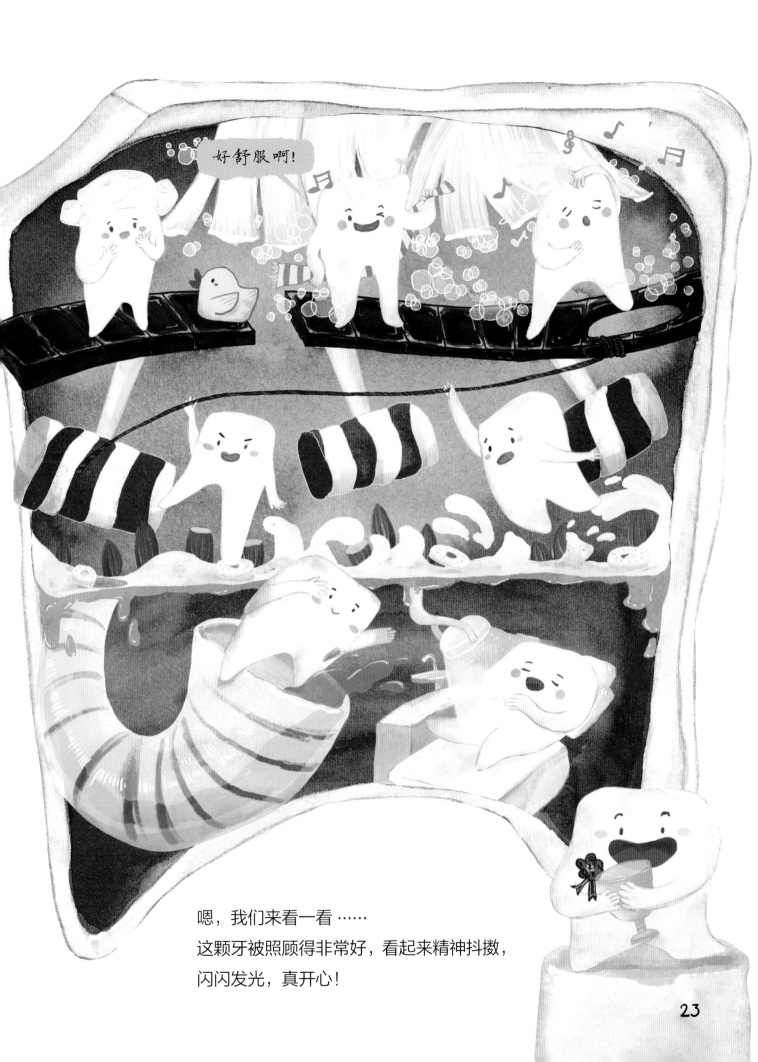

嗯，我们来看一看……
这颗牙被照顾得非常好，看起来精神抖擞，
闪闪发光，真开心！

谁说只有现代人才知道保护牙齿？古代人也把它当作重要的事！

早在唐朝时期，人们就已经拥有了牙刷。

杨柳枝是古代人的刷牙工具，用的时候只需要把它咬开，超级方便！

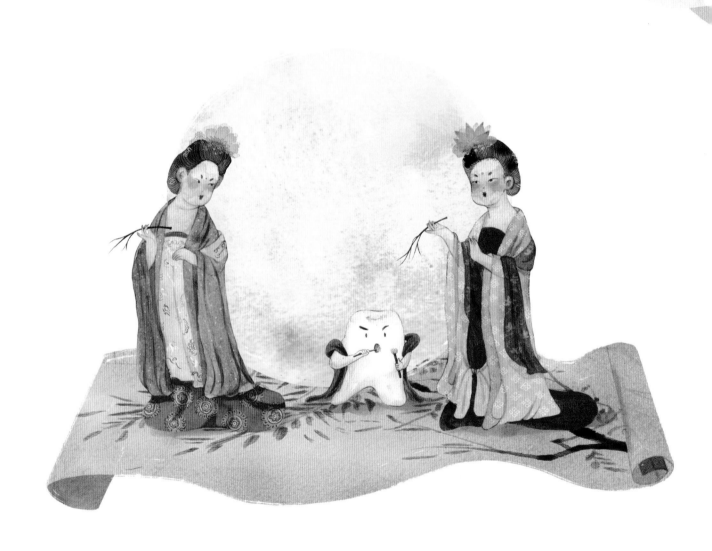

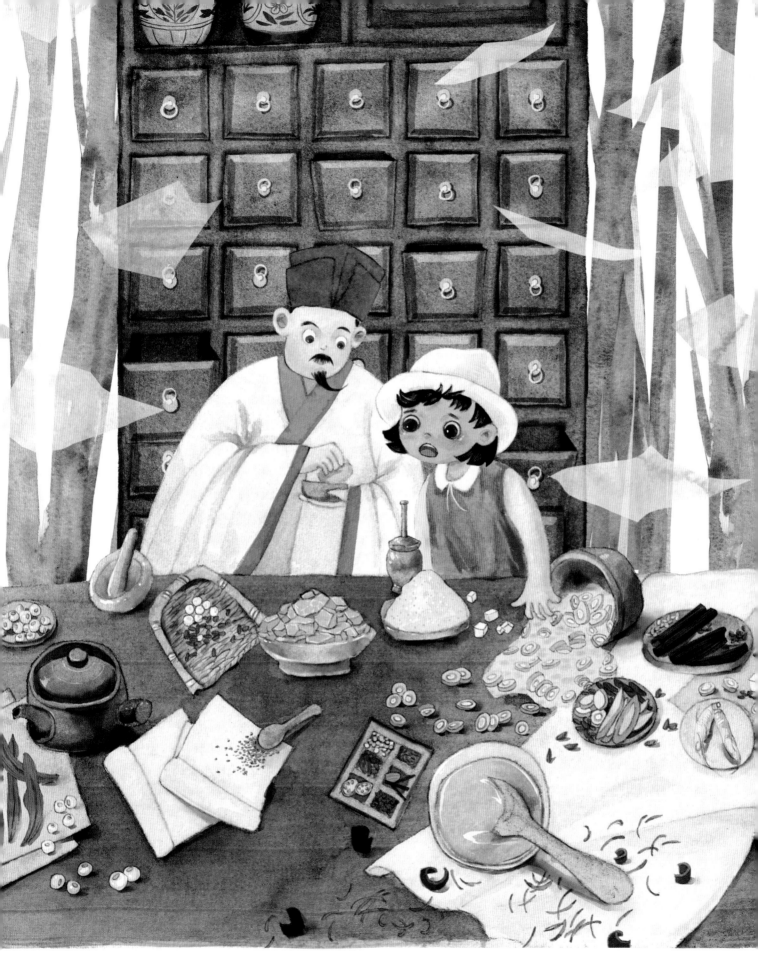

我国宋代文学家苏轼就曾用松脂和白茯苓的粉末调配过茯苓牙膏，每日用于漱口刷牙。

在古代，国外也有很多稀奇古怪的对待牙齿的方法。

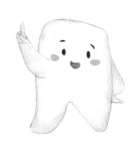

古日本人喜欢黑牙，他们会用铁锈水等材料把牙齿染成黑色，据说能防止蛀牙。

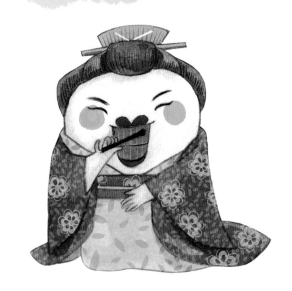

古玛雅人为了彰显身份的高贵，会用高硬度的绿松石作为材料来补牙，甚至还会在健康的牙齿上镶嵌光彩夺目的珠宝。

用橄榄油漱口来清洁牙齿是古印度人常用的护齿方法。

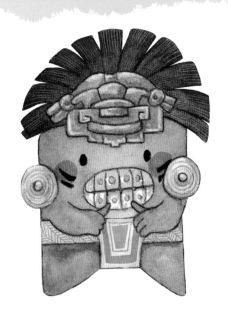

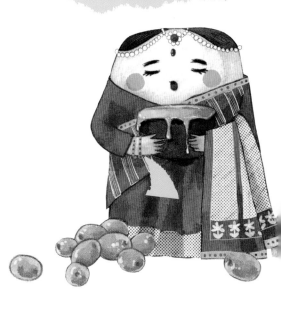

古罗马人认为尿液有杀菌消毒的作用，于是古罗马的贵族们就专门派人从遥远的伊比利亚半岛采集当地人新鲜的尿液来配合刷牙布一起刷牙。

古希腊人把动物的骨灰磨成粉末用来刷牙。

古埃及人把象牙磨成合适的尺寸来替代坏掉的牙；另外，他们还会用鲸须当作牙线来清洁牙缝。

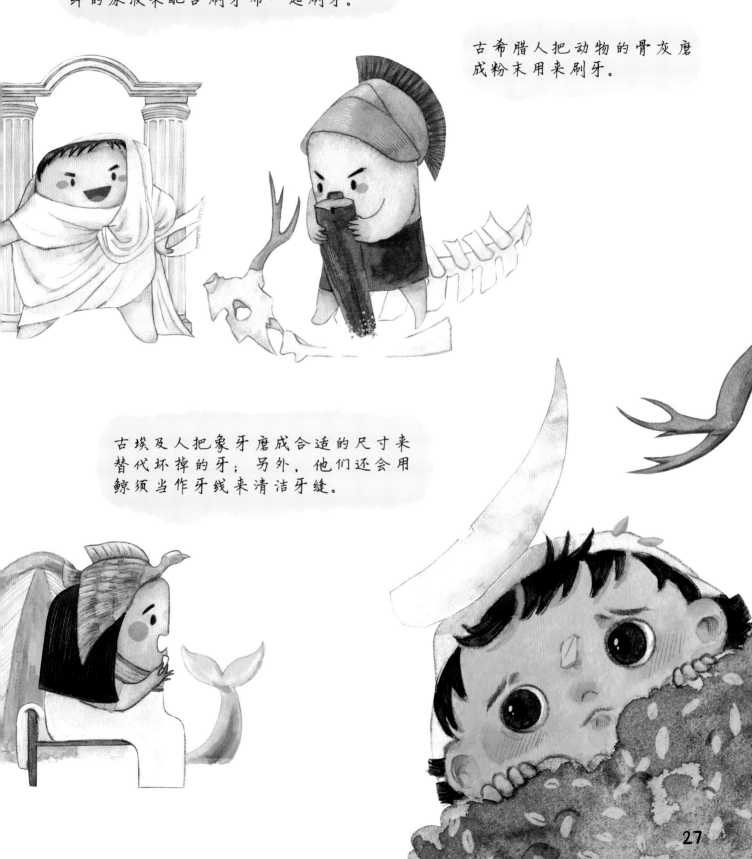

27

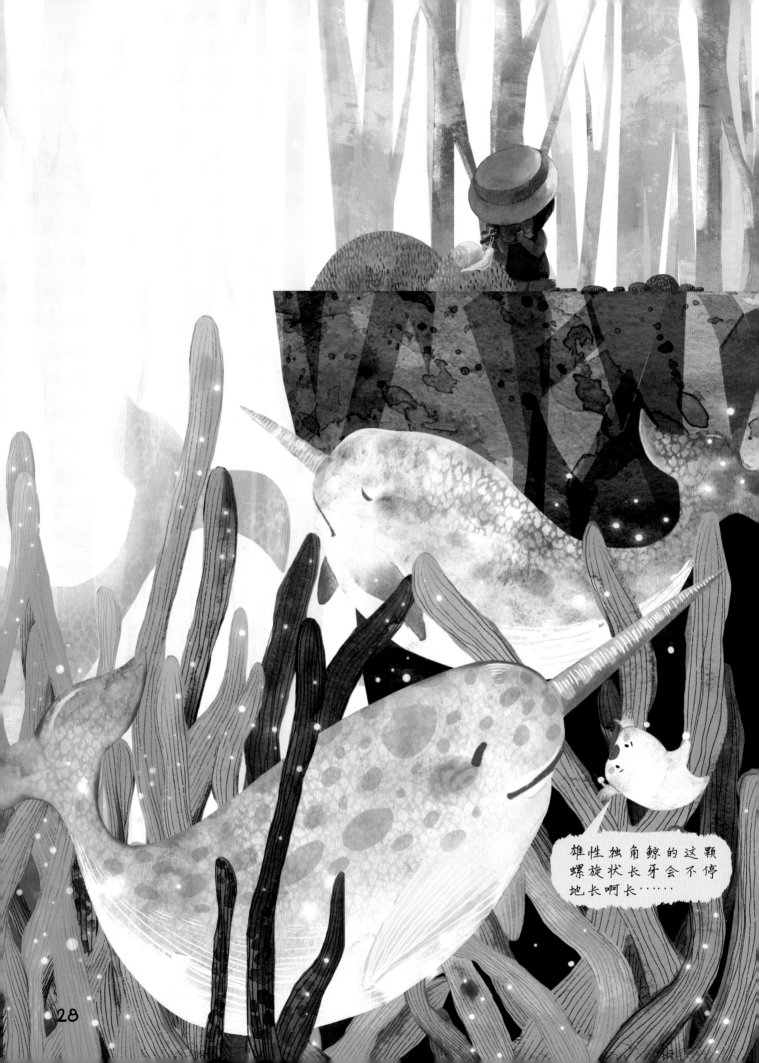

雄性独角鲸的这颗螺旋状长牙会不停地长啊长……

28

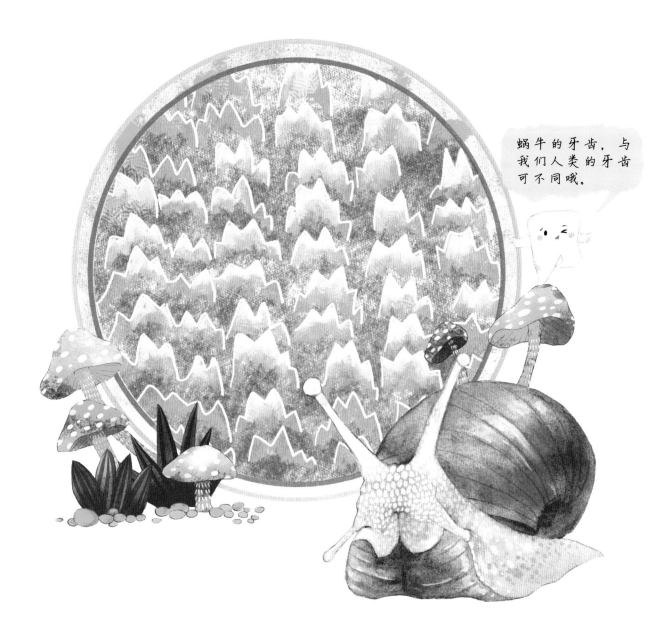

蜗牛的牙齿，与我们人类的牙齿可不同哦。

当然，这个世界很有趣，动物们的牙齿也不可思议！

独角鲸的牙齿长又长。

生活在北极附近海域的雄性独角鲸拥有全世界最长的牙齿。让人感到奇怪的是，它们仅仅有这一颗牙齿，可雄性独角鲸们却一点也不珍惜，经常用它打来打去。

蜗牛的牙齿多又多。

你能想象出它那像针尖一样小的嘴巴里面竟然藏着两万多颗货真价实的牙齿吗？

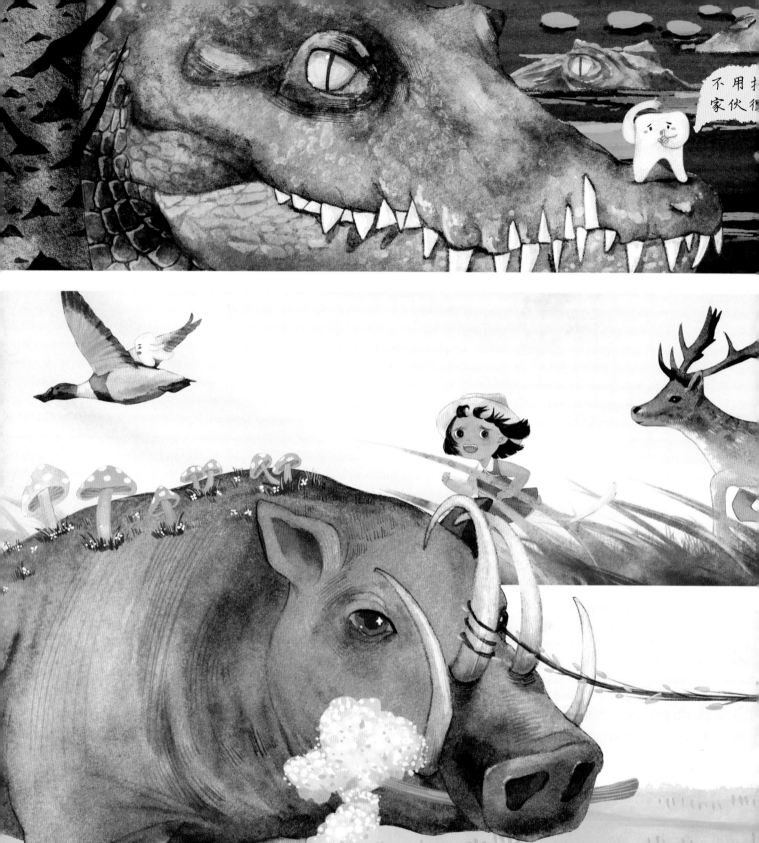

鳄鱼的牙乱糟糟。

可是它的牙口非常好，能够快速撕裂猎物。但是在撕咬猎物的过程中牙齿很容易掉落。

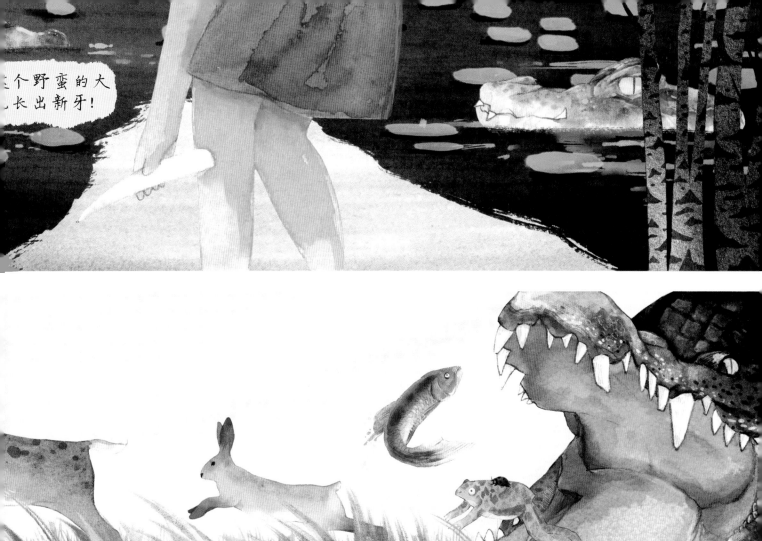

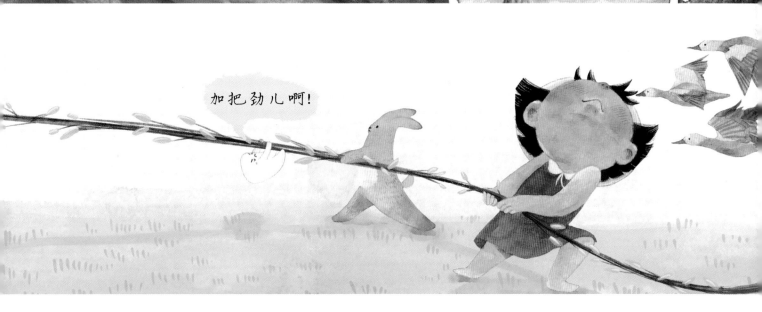

鹿豚的牙真奇怪。

它用来战斗的大獠牙也会不断生长，运气不好的话，獠牙会向头骨方向弯曲，如果插入头骨里面那可就糟糕啦！

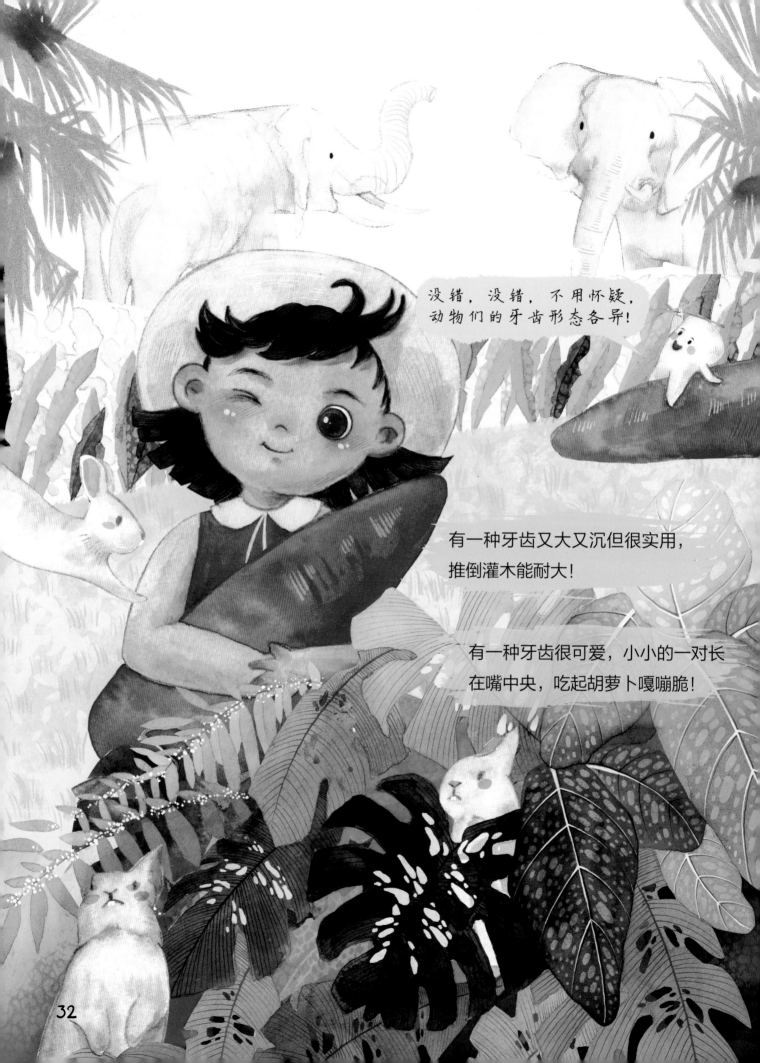

没错，没错，不用怀疑，
动物们的牙齿形态各异！

有一种牙齿又大又沉但很实用，
推倒灌木能耐大！

有一种牙齿很可爱，小小的一对长
在嘴中央，吃起胡萝卜嘎嘣脆！

有一种牙真麻烦，每天都在不停地长，所以一直都要磨呀磨！如果哪天犯懒没干活，小心牙齿把下腭顶破！

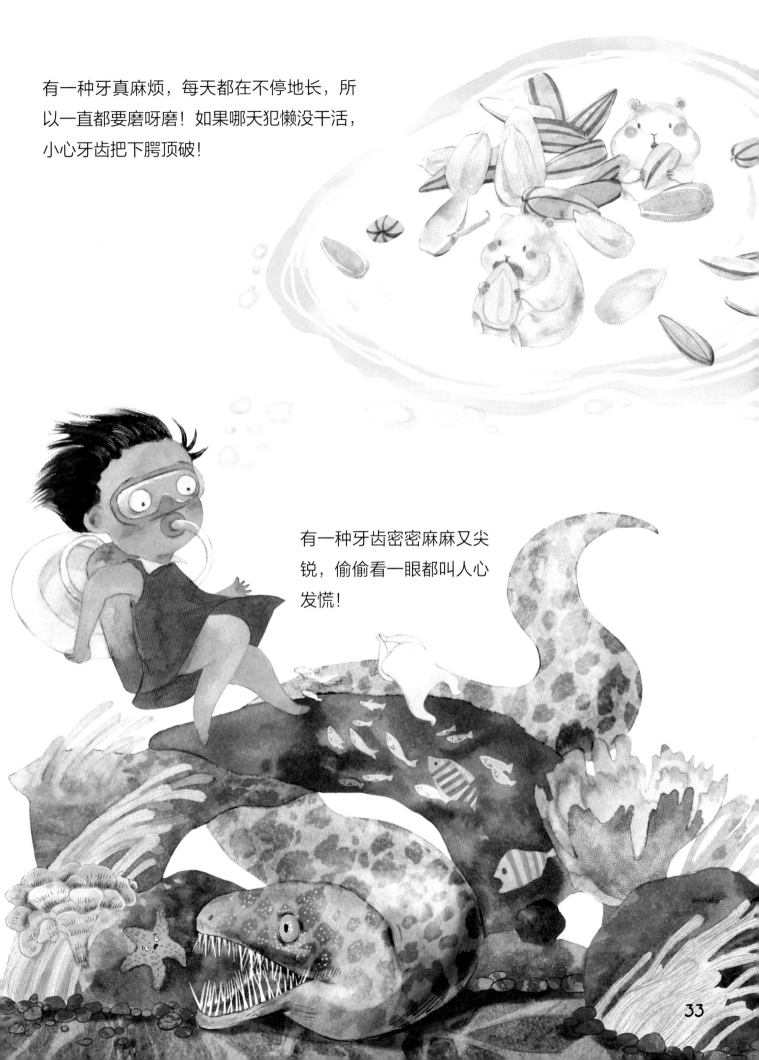

有一种牙齿密密麻麻又尖锐，偷偷看一眼都叫人心发慌！

33

了解了这么多牙齿的知识，最后，我们来玩一个好玩的游戏。把所有的牙齿都拿出来，统统装到袋子里，跟着我们一起摇一摇，晃一晃，看一看，摸一摸……咦？到底哪个牙齿属于你？

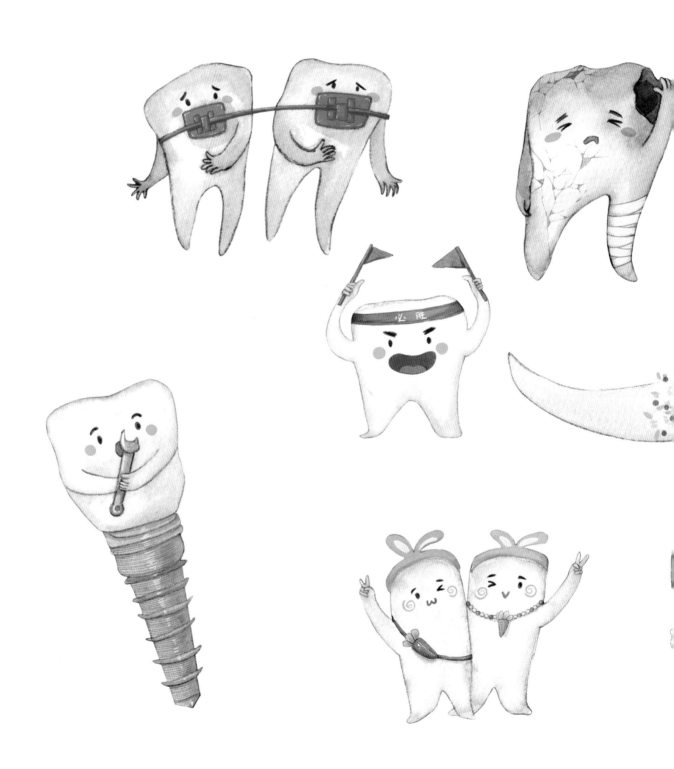

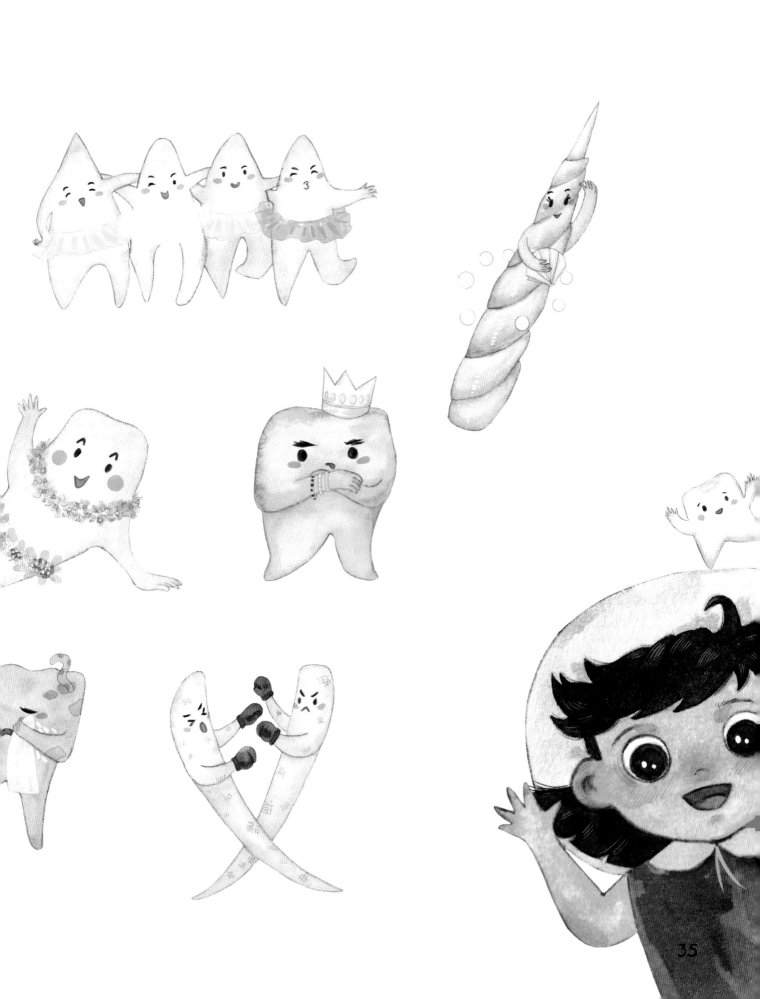

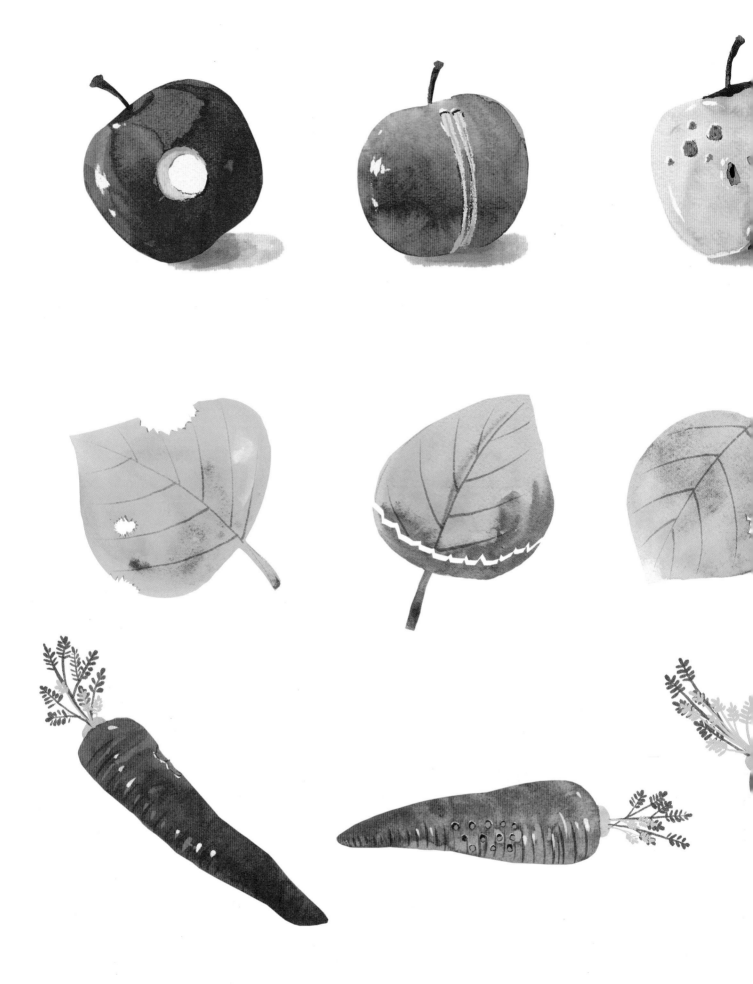